DIFFUSIONE

INTRODUZIONE

Il principale concetto si cui si basa l'imaging RM tipo clinico è relativo alle proprietà dell'acqua nel contesto chimico dei tessuti biologici. Nonostante sia possibile ottenere informazioni anche da altri nuclei (2H, 3H, 31P, 23Na, 13C, 19F), l'idrogeno (^{1}H) è quello presente in maggiori quantità e fornisce il maggior segnale ottenibile per la creazione delle immagini. Le sequenze RM più utilizzate sfruttano le caratteristiche di rilassamento T2 e recupero T1 dell'^{1}H per ottenere immagini morfologiche ad alta risoluzione contenenti importanti informazioni di contrasto tra tessuto sano e patologico. Quest'ultima è la proprietà che, negli ultimi due decenni del secolo scorso, ha maggiormente decretato il successo della metodica rispetto alle altre indagini radiologiche disponibili.

Lo sviluppo delle sequenze di Diffusione o DWI (Diffusion-Weightcd Imaging) ha consentito l'acquisizione di un nuovo tipo di informazione, la mobilità delle molecole d'acqua, che può essere impiegata per scopi differenti e in differenti applicazioni cliniche.

L'introduzione di sequenze sensibili al fenomeno di Diffusione avvenne intorno al 1985 con gli studi di Taylor, Bushell e Merboldt mentre le prime applicazioni in vivo furono descritte da LeBihan nel 1986. L'applicazione a livello clinico negli studi non sperimentali iniziò nei primi anni '90 prevalentemente nelle indagini cerebrali dell'ictus acuto al cui trattamento portò immediatamente importanti benefici.

L'interesse, ovviamente, non si fermò a questo contesto ma vide subito molti studi in altri distretti e per differenti tipi di patologie (in particolare quelle neoplastiche) fino ad arrivare alla situazione attuale in cui lo studio in Diffusione può essere incluso in tutti i protocolli di studio routinario.

L'evoluzione tecnica consente ad oggi di acquisire immagini con buona risoluzione spaziale, senza artefatti significativi e in tempi di scansione assolutamente accettabili per qualsiasi esame routinario.

Il concetto che sta alla base dello studio di diffusione è la registrazione, tramite sequenze di impulsi specifici, delle caratteristiche di mobilità delle molecole dell'acqua dei differenti tessuti: nei paragrafi che seguono verrà esposto il concetto di movimento a livello microscopico, i principali tipi di movimento rilevabili in vivo, la direzionalità del movimento stesso e la conseguente applicazione dei dati ottenuti al contesto clinico e patologico.

MOVIMENTI MICRO E MACROSCOPICI

La tecnologia DWI attuale utilizzata in campo medico è stata resa possibili da studi fisici realizzati nel 1827 da Robert Brown che per primo descrisse i movimenti microscopici dei gas e dei fluidi osservando delle particelle di polline spostarsi secondo traiettorie casuali ed irregolari all'interno di una sostanza liquida. Descritti quindi come movimenti Browniani, sono da differenziare dai movimenti che possono avvenire nei liquidi con gradienti di concentrazione differenti o dai movimenti massivi di fluidi che caratterizzano, per esempio, le strutture vascolari. Anche le molecole d'acqua di un fluido in condizioni termodinamiche di stabilità, compiono movimenti caratterizzati da collisioni ad alta frequenza con le altre molecole (10^{21} collisioni al secondo)

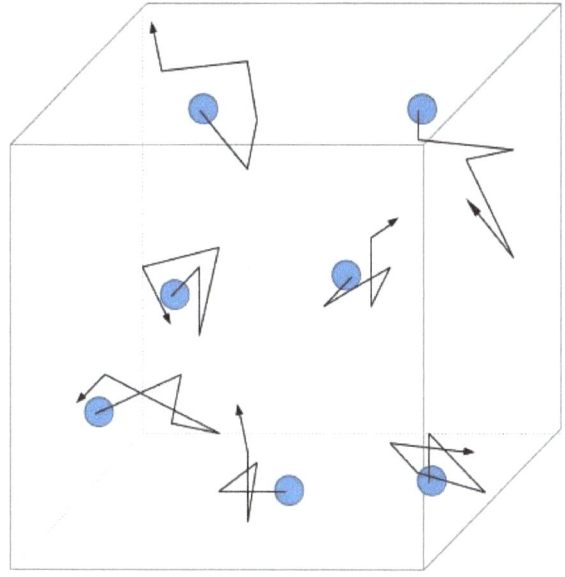

Fig.1 Rappresentazione dei movimenti casuali di molecole all'interno di un volume definito.

Se un oggetto ha un movimento lineare ad una velocità conosciuta è possibile affermare che la distanza percorsa sarà proporzionale al tempo trascorso.

I movimenti di diffusione, non verificandosi in linea retta, possono essere descritti come proporzionali alla radice quadrata del tempo e caratterizzati dalla velocità media delle molecole di interesse, che dipende dalla temperatura, dalla massa e dalle caratteristiche del fluido in cui si trovano: la velocità media è poco significativa a causa del tragitto casuale e non lineare delle molecole; riveste invece maggior interesse lo spostamento medio o distanza di diffusione in funzione del tempo.

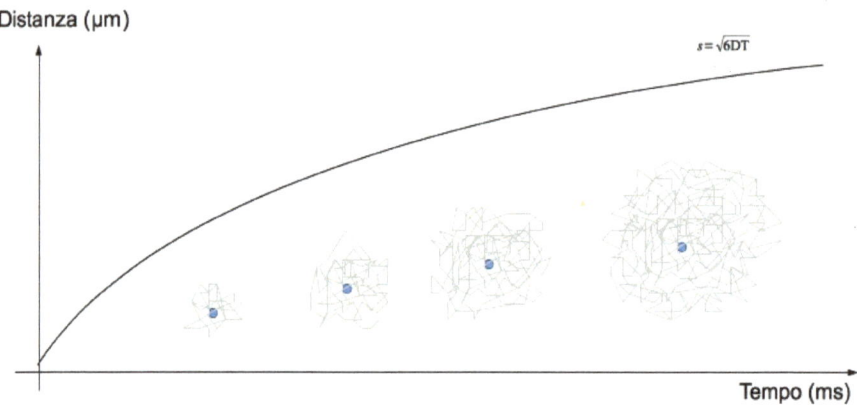

Fig.2 Curva relativa alla distanza media di diffusione in funzione del tempo.

Per un coefficiente di diffusione D conosciuto ad una determinata temperatura (per l'acqua 2.03 × 10^{-3} mm^2/s a 20°C) la Distanza di Diffusione (s) è proporzionale alla radice quadrata del prodotto di tempo (t) e coefficiente di diffusione (D), come descritto da Albert Einstein nel 1905. Vedi formula.

$$s = \sqrt{6Dt}$$

Le caratteristiche casuali di questo fenomeno fanno sì che tutte le molecole, **dopo un determinato intervallo di tempo**, non si trovino alla stessa distanza dal punto di partenza ma a distanze variabili descritte da una curva di tipo Gaussiano, la cui deviazione standard rappresenta la **Distanza media di Diffusione, misurata in mm^2/s.**

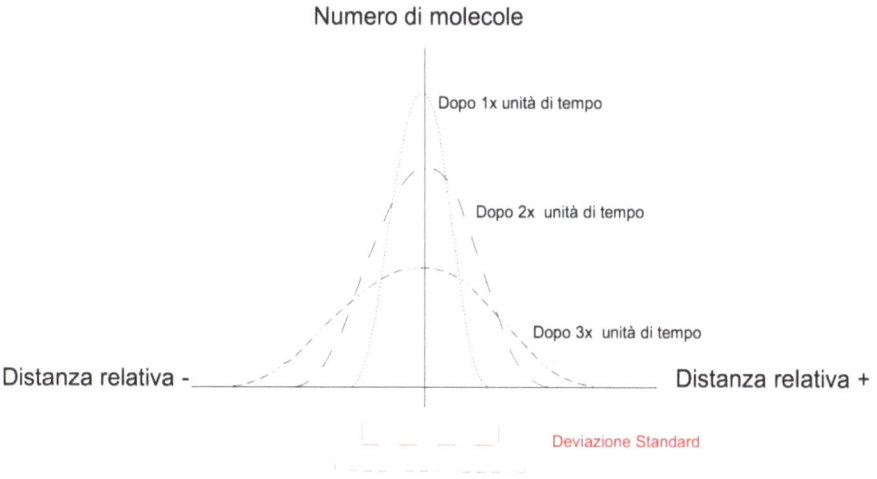

Fig.3 In figura vengono mostrate 3 curve di tipo gaussiano per tempi crescenti, come rappresentazione della quantità delle molecole e le loro distanze relative dal punto di partenza. In rosso la risultante deviazione standard di ciascuna di esse.

Sempre considerando un campione d'acqua si può notare l'enorme contrasto tra velocità media e distanza media percorsa pensando che la velocità media si aggira intorno ai 650m/s mentre la distanza media percorsa in un secondo si limita a soli 110 μm.

La **differenza tra le caratteristiche di diffusività** delle molecole che compongono gli organi consente di discriminare a livello visivo tra tessuti con differenti strutture ed aree patologiche.

DIREZIONE DELLA DIFFUSIONE

Come evoluzione del concetto base di Distanza di Diffusione, è possibile analizzare **la direzione** che essa può assumere.
In un modello teorico, i movimenti, le collisioni e quindi la diffusione si verificano in modo casuale ma omogeneo in tutte le direzioni possibili dello spazio con possibile rappresentazione iconografica a forma di sfera: questo tipo di diffusione viene definita isotropica ed è caratteristica dei fluidi puri.
I tessuti umani hanno invece una struttura complessa, con presenza di elementi tissutali e cellulari di tipologia e forma variabile che vanno a costituire barriere fisiche agli spostamenti molecolari, costituendo delle variabili pesantemente influenti sia sulla lunghezza sia sulla direzione dei tragitti medi risultanti.

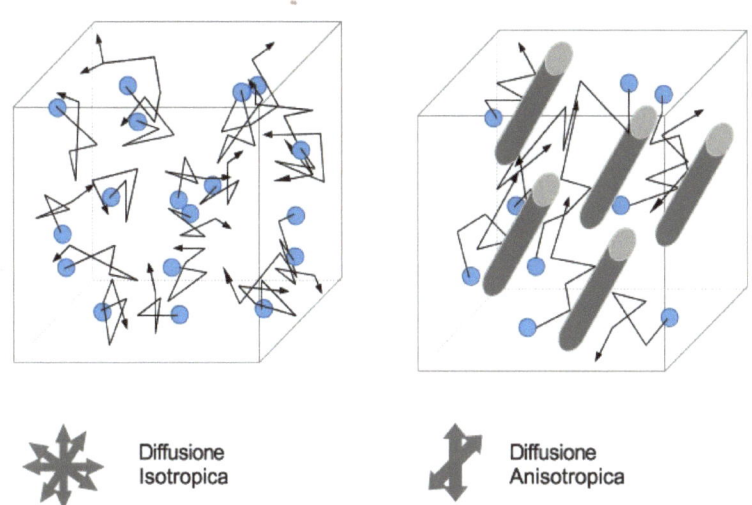

Diffusione
Isotropica

Diffusione
Anisotropica

Fig.4 A sinistra rappresentazione del movimento libero che caratterizza le molecole d'acqua di un fluido puro. A destra presenza di strutture con orientamento specifico che forzano i movimenti delle molecole maggiormente verso una determinata direzione.

Per esempio, anche solo la forma della membrana può condizionare la direzione della maggioranza delle molecole d'acqua contenute in una cellula, come avviene per esempio nelle cellule assonali che hanno direzioni di diffusione maggiormente pronunciate nel senso del suo asse più lungo. Questo tipo di diffusione è idealmente raffigurabile come un ellissoide di forma allungata e viene definita Diffusione Anisotropica.

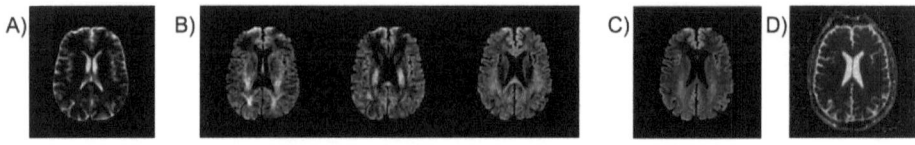

Fig.5 Acquisizione DWI con immagini complete. A) B=0 B) B=1000 con le tre immagini risultanti per le tre differenti direzioni di codifica di diffusione C) immagine risultante isotropica B=1000 D) mappa ADC

Nell'immagine vengono mostrate le acquisizioni DWI con gradienti che studiano separatamente l'informazione di diffusione in senso Antero Posteriore, Supero Inferiore e LateroLaterale tutti con i corrispondenti invertiti (quindi anche PosteroAnteriore, InferoSuperiore ecc): è possibile notare che, per lo stesso strato anatomico, l'informazione di diffusione è variabile perché dipendente dalla direzione per la quale vengono applicati i gradienti. Maggior segnale indica minor diffusione. La diffusione reale come valore unico risultante è invece data dalla media delle tre informazioni elencate.

BASI DELL'IMAGING RM A DIFFUSIONE

I primi studi di diffusione con risonanza magnetica furono realizzati da Wesbey nel 1984 (Translational molecular self-diffusion in magnetic resonance imaging. Measurement of the self-diffusion coefficient.). L'anno successivo Taylor e Bushell (The spatial mapping of translational diffusion coefficients by the NMR imaging technique), ma chi ha maggiormente segnato il passo nell'applicazione in vivo è stato Le Bihan nel 1986 con un articolo uscito su Radiology intitolato "MR imaging of intravoxel incoherent motions: application to diffusion and perfusion in neurologic disorders".

L'impiego clinico massivo di questa tecnica è stato possibile solo dopo il superamento di alcuni ostacoli tecnici, soprattutto mirati ad eliminare gli artefatti più importanti ed escludere l'effetto dei movimenti non propri della diffusione molecolare.

Nella pratica odierna l'imaging di diffusione è distinguibile in **due principali tipi di applicazione**:
- **studio della Diffusione Isotropica (DWI)**, con misurazione della diffusività media, utilizzata nella maggior parte dei studi clinici di routine
- **misurazione del Tensore di Diffusione (DTI)**, con creazione di mappe colorimetriche o immagini volumetriche di **Trattografia (Fiber Tracking)**
entrambe basate sul calcolo del **Coefficiente di Diffusione Apparente (ADC)** e non solo delle immagini native di decodifica di diffusione.

E' importante specificare che, come mostrato precedentemente, lo studio classico di tipo Isotropico è basato su acquisizioni della diffusione nelle tre direzioni dello spazio ed è quindi realizzato grazie ad informazioni di tipo anisotropico.

DIFFERENZA TRA MISURAZIONE LIQUIDI PURI IN VITRO E TESSUTI IN VIVO

Come già accennato, la diffusione delle molecole d'acqua in un campione di fluido puro ha determinate caratteristiche che rispettano regole ben definite: questo perché il modello fisico è regolare ed uniforme e non influenzato da fattori esterni che possono modificarne lo stato.
Nell'organismo umano purtroppo il contesto è decisamente più complesso perché formato da numerosi sistemi fisiologici che interagiscono e che possono subire notevoli variazioni nel tempo.

Tutti i tessuti sono comunque ricchi d'acqua, sia nella loro componente intracellulare sia in quella extracellulare. Ciò rende quindi possibile lo studio di diffusione in vivo seppur necessitando di alcune correzioni mirate a compensare fenomeni di movimento che potrebbero simulare quello di diffusione o alterarne la quantità rilevata.

La **circolazione sanguigna**, in particolare la microcircolazione nei capillari, è un movimento di liquidi all'interno dei tessuti che si sovrappone pesantemente a quello della diffusione e viene anche definito **pseudodiffusione**. Anche i **flussi lineari massivi** all'interno dei vasi possono causare errori di registrazione del segnale, soprattutto se il flusso avviene parzialmente all'interno di un voxel di studio. Il **liquido cefalo rachidiano**, per esempio, è caratterizzato da movimenti massivi pulsanti e multidirezionali che non devono essere confusi con i movimenti casuali e specifici della diffusione molecolare.

Anche i **movimenti fisiologici degli organi** studiati o **involontari del paziente** possono determinare errori nella registrazione dell'entità della diffusione.

La tecnologia dovrà quindi essere in grado di affrontare tutti questi elementi di disturbo, con compensazioni delle dispersioni di fase date da ciascun movimento in modo da isolare esclusivamente la diffusione incoerente.

TENSORE DI DIFFUSIONE E RAPPRESENTAZIONE TEORICA

L'applicazione clinica delle tecniche di studio della diffusione deve tenere conto dell'importante ruolo che riveste la **direzionalità dei movimenti** delle molecole d'acqua. Il moto incoerente in un modello teorico composto esclusivamente da un liquido puro vede una dispersione delle molecole secondo tutte le direzioni dello spazio in maniera casuale ma omogenea. Questo tipo di diffusione viene definita isotropica (indipendenza dalla direzione) e non è solo caratteristica di liquidi liberi puri ma anche di alcuni tessuti umani, nonostante la presenza di strutture e pareti cellulari.

Esistono comunque alcune condizioni microstrutturali che forzano la maggioranza degli spostamenti medi verso una determinata direzione creando delle condizioni caratteristiche, uniche e altamente variabili, anche in campioni in vivo distanti pochi millimetri. Il parenchima cerebrale è il distretto in cui questo fenomeno si presenta più chiaramente perché, di base, legato all'andamento dei fasci di sostanza bianca: sebbene fosse già stato dimostrato in vitro, il fenomeno fu osservato all'inizio degli anni 90 in vivo a livello del parenchima cerebrale di gatti, nei quali sia l'intensità della sequenza ad elevato **b** che il calcolo ADC variavano in relazione alla direzione in cui veniva attivato il gradiente di diffusione.

Da questa scoperta nacque un crescente interesse nelle future applicazioni di questo fenomeno a livello medico e di conseguenza si presentò la necessità di rendere misurabili, quantificabili e definibili le grandezze numeriche che erano in grado di caratterizzarlo e renderlo accessibile all'interpretazione diretta dello specialista di immagini.

Le immagini che conosciamo nella pratica giornaliera a livello clinico sono caratterizzate da due tipi di dati:
A) le coordinate spaziali che definiscono la dimensione dei voxel e la loro posizione assoluta nel magnete
B) una valore numerico per ciascuno dei voxel che rappresenta l'intensità di segnale rilevata e che viene convertito in livello di grigio.

Questo due tipi di dati sono sufficienti per le informazioni contenute in un'acquisizione di Diffusione Isotropica, dove una maggior diffusione viene visualizzata con livello di grigio tendente al nero mentre una minor diffusione viene visualizzata con livelli di grigio più chiari tendenti al bianco. Ma non è possibile descriverne la direzionalità (chiamata anche Tensore di Diffusione) che caratterizza invece la Diffusione Anisotropica.

Si è quindi deciso di utilizzare un modello di dati più complesso che potrà successivamente essere ridotto ad una grandezza matematica più semplificata. Nel 1995 Basser, Mattiello e LeBihan propongono un metodo di misurazione basato su matrici di dati, 3x3, nella quale vengono inseriti i valori di diffusione tramite la misurazione di un minimo di 6 codifiche di direzione di diffusione.
Alcuni esempi di matrici 3x3 rappresentati in figura

Modello:
$$\begin{matrix} D_{xx} & D_{xy} & D_{xz} \\ D_{yx} & D_{yy} & D_{yz} \\ D_{zx} & D_{zy} & D_{zz} \end{matrix}$$

Tipo isotropico:

	8	0	0		3	0	0	1	0	0
A)	0	8	0	B)	0	3	0	C) 0	1	0
	0	0	8		0	0	3	0	0	1

Tipo Anisotropico:

	6	0	0		10	0	0	3,25	3,90	0	
A)	0	3	0	B)	0	1	0	C) 3,90	7,75	0	
	0	0	3		0	0	1	0	0	1	

Questo tipo di dati risulta comunque di difficile interpretazione all'occhio umano. Una soluzione che consente di dare una rappresentazione visiva ma che allo stesso tempo possa descrivere in modo completo il Tensore di diffusione con la relativa direzione è la rappresentazione tramite ellissoidi, che sono caratterizzati da dimensioni tridimensionali e direzioni specifiche nello spazio.

Un campione caratterizzato da diffusione isotropica verrebbe rappresentato da un'ellissoide perfettamente sferico perché l'immaginaria direzionalità dei movimenti delle molecole al suo interno sarebbe dal centro ad espandersi in modo omogeneo in tutte le direzioni. La grandezza della sfera stessa rappresenterebbe l'entità della diffusione.

In presenza di tensore di diffusione in una determinata direzione la sfera non sarebbe più rappresentativa e è quindi sostituita da un ellissoide allungato, con dimensioni caratterizzate dalle tre direzioni principali nello spazio e dalle loro entità.

Queste direzioni e valori vengono rappresentati graficamente da vettori eigen, tra loro perpendicolari nelle tre direzioni dello spazio.

Alcuni esempi grafici possono essere più esplicativi:

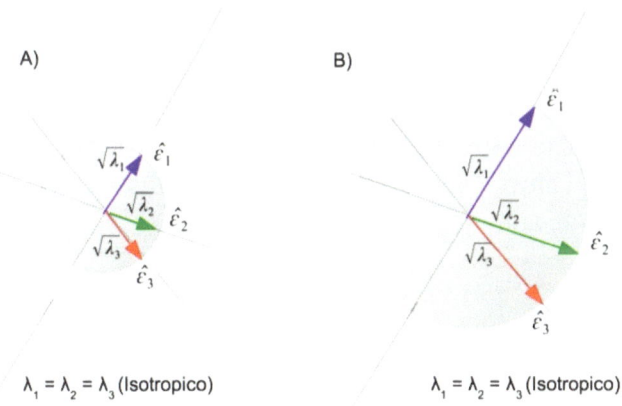

Fig.6 *Rappresentazione tramite ellissoidi di due campioni caratterizzati da diffusione isotropica, di minore entità a sinistra, maggiore a destra.*

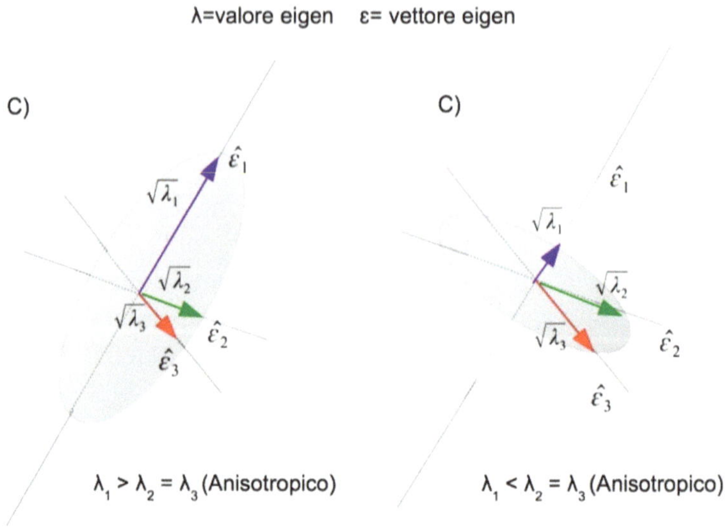

λ=valore eigen   ε= vettore eigen

C)

$\hat{\varepsilon}_1$

$\sqrt{\lambda_1}$

$\sqrt{\lambda_2}$

$\sqrt{\lambda_3}$ $\hat{\varepsilon}_2$

$\hat{\varepsilon}_3$

$\lambda_1 > \lambda_2 = \lambda_3$ (Anisotropico)

C)

$\hat{\varepsilon}_1$

$\sqrt{\lambda_1}$

$\sqrt{\lambda_2}$

$\sqrt{\lambda_3}$ $\hat{\varepsilon}_2$

$\hat{\varepsilon}_3$

$\lambda_1 < \lambda_2 = \lambda_3$ (Anisotropico)

Fig.7 Rappresentazione tramite ellissoidi di due campioni caratterizzati da diffusione anisotropica, A sinistra modello tipo "peanut" con prevalenza della diffusione in una direzione, a destra modello tipo "pumpkin" con prevalenza della diffusione in due direzioni.

Considerando che la direzionalità di un tipo di spostamento delle molecole potrebbe non avere valori corrispondenti tra un verso e l'altro, la complessità dell'ellissoide verrebbe ulteriormente aumentata.

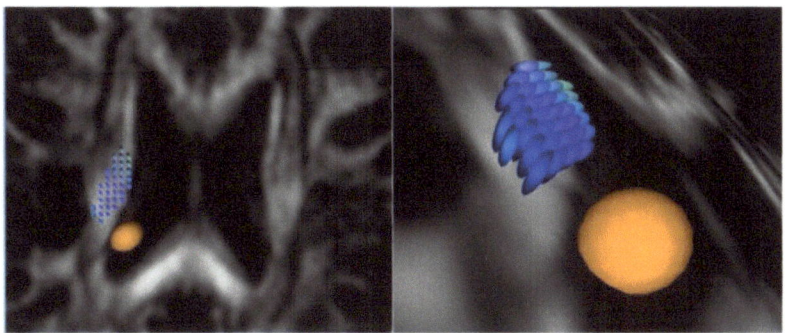

Fig 8 Rappresentazione tramite ellissoidi della Diffusione Isotropica del liquor nei ventricoli (sfera arancione) e della Diffusione Anisotropica nel parenchima del fascio piramidale (ellissoidi blu con asse maggiore verticale). Immagine gentilmente fornita da N. Papanikolaou & Associates.

Applicazioni avanzate a livello sperimentale consentono anche di valutare la presenza di fibre multiple nello stesso campione o di incroci di fibre con direzioni differenti, ma richiedono nuovi metodi di calcolo, conoscenze molto avanzate ed apparecchiature dotate di software dedicati.

L'applicabilità al campo dell'imaging necessita però di maggior semplificazione in modo da ridurre questi dati matematici complessi a valori più facilmente rappresentabili a livello visivo.

Esistono infatti alcuni parametri prettamente numerici che possono rendere immediatamente quantificabili le caratteristiche della diffusività anisotropica.
Di seguito elencati i più importanti:

La **TRACCIA** è la somma corrisponde alla somma dei valori dei tre vettori eigen visti precedentemente nel sistema eigen omonimo (visto in precedenza).

$$TRACE = D_{xx} + D_{yy} + D_{zz}$$

La **DIFFUSIVITA' MEDIA** è un parametro proporzionalmente corrispondente alla Traccia, perché rappresentato dalla media dei tre valori di diffusione ed è la grandezza maggiormente utilizzata a livello routinario nell'imaging di diffusione isotropica. Nel parenchima cerebrale, per esempio, la Diffusività media è praticamente uniforme, semplificando la visibilità di eventuali aree patologiche ad alterata diffusività.

$$DIFFUSIVITA'MEDIA = \frac{D_{xx} + D_{yy} + D_{zz}}{3}$$

Esistono alcuni indici che descrivono in modo differente le caratteristiche della diffusione di tipo anisotropico.

FRACTIONAL ANISOTROPY

$$FA = \sqrt{\frac{3}{2}} \frac{\sqrt{(\lambda_1 - \lambda)^2 + (\lambda_2 - \lambda)^2 + (\lambda_3 - \lambda)^2}}{\sqrt{\lambda_1^2 + \lambda_2^2 + \lambda_3^2}}$$

RELATIVE ANISOTROPY

$$RA = \sqrt{\frac{1}{3}} \frac{\sqrt{(\lambda_1 - \lambda)^2 + (\lambda_2 - \lambda)^2 + (\lambda_3 - \lambda)^2}}{\lambda}$$

per entrambe le formule il valore λ si riferisce alla media dei tre valori $\lambda_{1,2,3}$

La FA è quella solitamente più utilizzata, assume valori numerici assoluti con range da 0 (condizione di isotropia) a 1 (teorico limite di anisotropia unidirezionale).
Esistono ancora altri indici che possono aiutare a descrivere le caratteristiche dell'ellissoide, come la Sfericità Cs, la Linearità Cl e la Planarietà Cp.

$$C_s = \frac{\lambda_3}{\lambda}$$

$$C_l = \frac{\lambda_1 - \lambda_2}{3\lambda}$$

$$C_l = \frac{2(\lambda_2 - \lambda_3)}{3\lambda}$$

Con questa serie di valori numerici è possibile attribuire a ciascun voxel i principali attributi di diffusione, completi ma semplificati e facilmente correlabili ai voxel limitrofi.

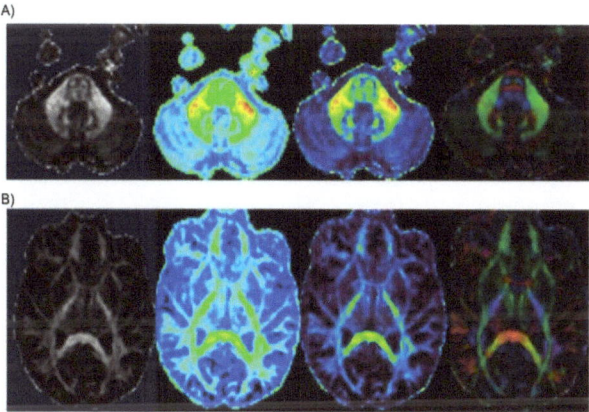

Fig 9 : Rappresentazione della Fractional Anisotropy, con scala in bianco e nero, mappe colorimetriche e codifica colo per direzione.

La codifica con colori consente di convertire i differenti fattori caratteristici ed aggiungere l'informazione di direzione ad una mappa morfologica di voxel presentanti comunque differenti intensità di luminosità. Per esempio, anche su uno slice 2D, un pixel/voxel assume aspetto rosso indicando un'orientazione principale delle fibre in senso destra-sinistra, verde per l'orientazione antero-posteriore e blu per il supero-inferiore, con colori di transizione per le direzioni intermedie.

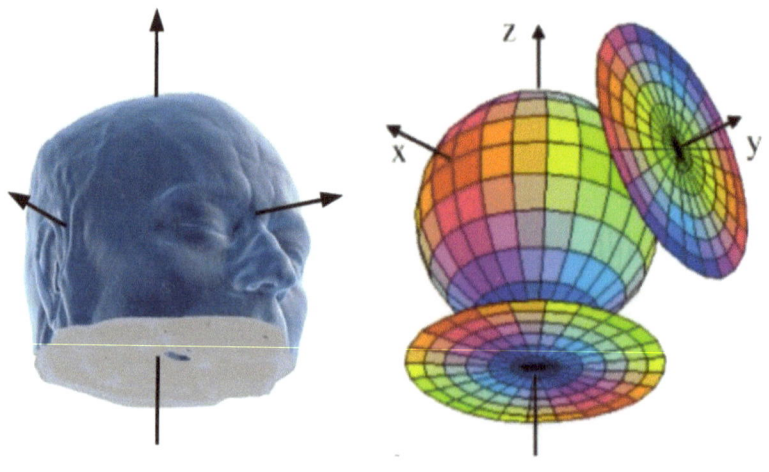

Fig.10 Attribuzione dei colori alle differenti direzioni nello spazio. (l'immagine a destra è stata concessa dal Prof Carlo Pierpaoli.

Ecco una metodica semplificata utile a memorizzare la relazione tra colori e direzioni. Un semaforo in mezzo al mare: con il rosso non si passa quindi destra sinistra (RightLeft), con il verde si passa avanti indietro (AnteriorPosterior), il blu ci si immerge giu nel mare profondo (SuperiorInferior)

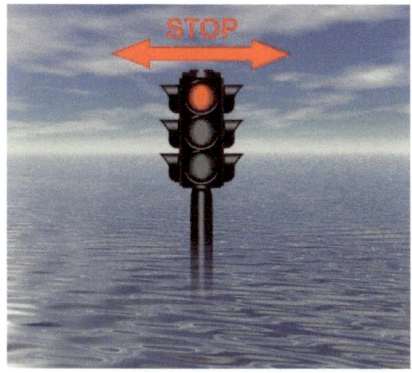

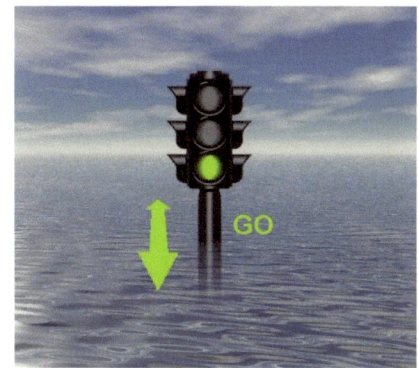

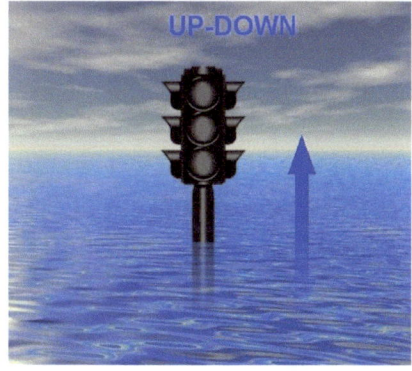

Fig.11 Immagine concettuale di un semaforo nel mare, per la memorizzazione delle codifiche colori utilizzati nella trattografia.

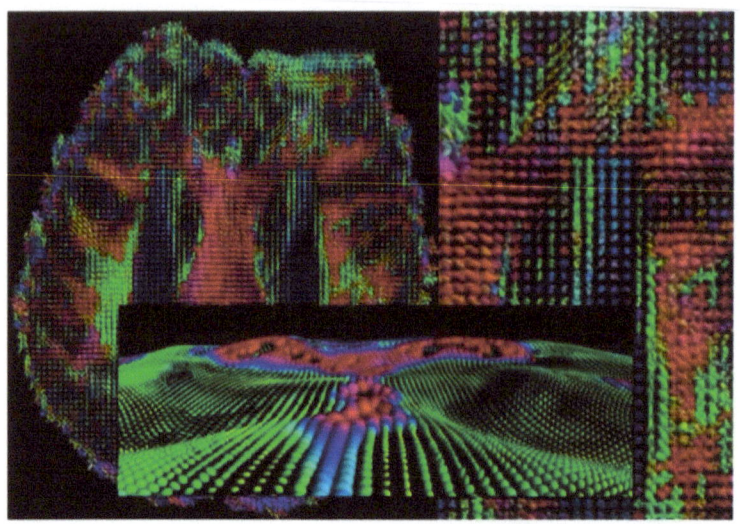

Fig 12 Rappresentazione di ellissoidi con colori per una miglior lettura della direzionalità. Immagine gentilmente concessa dal Laboratory of Neuro Imaging and Martinos Center for Biomedical Imaging, Consortium of the Human Connectome Project - www.humanconnectomeproject.org

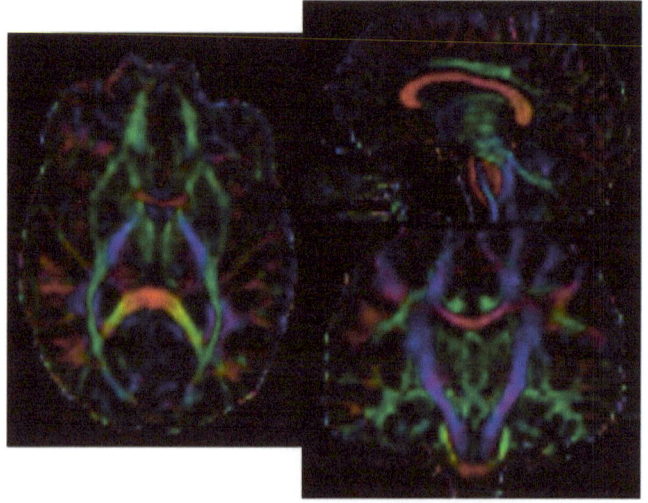

Fig 13: Immagini Assiali sorgenti con codifica colore per le direzioni dei voxel. L'immagine sagittale e coronale sono state costruite in post processing tramite semplice protocollo MRP

Tramite la successiva rielaborazione delle mappe a colori è poi possibile ricostruire le immagini volumetriche di Trattografia (Fiber Tracking) che da alcuni anni ormai popolano le copertine delle riviste specializzate.

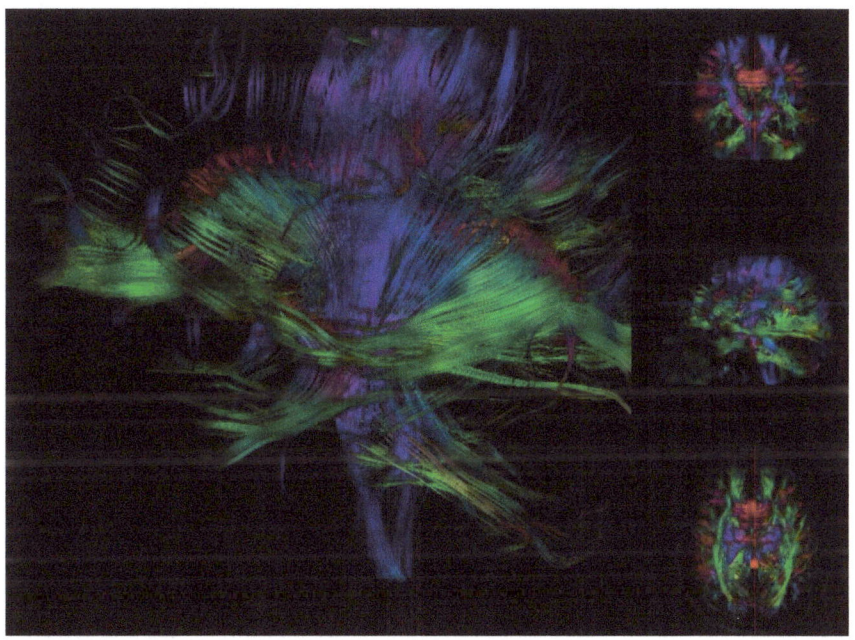

Fig 14 Fiber Tracking dell'intero volume di studio cerebrale.

A) 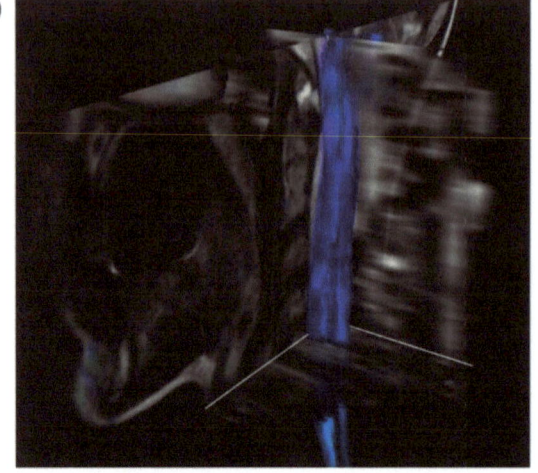 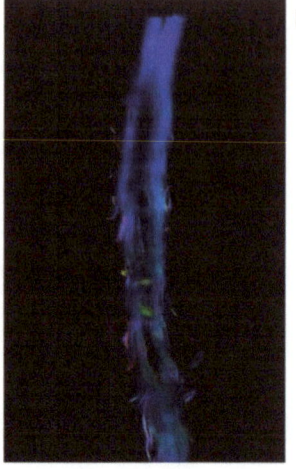 B)

Fig 15: Fiber Tracking del midollo cervicale, in Paziente con ependimoma. Ben visibile il difetto centrale dell'immagine a destra con perdita di fibre a direzione verticale.

TECNICHE DI ACQUISIZIONE

Le sequenze utilizzate negli studi di diffusione hanno caratteristiche particolari tali da poter massimizzare la sensibilità alla perdita di fase dovuta dallo spostamento incoerente delle molecole d'acqua, minimizzando tutti gli altri movimenti che possono creare defasamenti dello stesso tipo. La successioni di impulsi che di base permette di ottenere le informazioni di diffusione è quella utilizzata da Stejkal-Tanner, che ha fondamentalmente la struttura a Spin Echo: un impulso di eccitazione 90°, seguito da un gradiente di diffusione di una determinata durata ed ampiezza, seguito da un impulso di rifocalizzazione 180° e ancora da un gradiente di diffusione inverso che avrà un determinato intervallo dall'impulso contrario precedente.

Dopo il primo impulso di diffusione gli spin subiscono una progressiva perdita di fase, che verrà recuperata dal gradiente di diffusione successivo: durante questo periodo, gli spin che sono rimasti sostanzialmente nella stessa posizione (bassa diffusione), potranno ricevere la corretta rifocalizzazione ed emettere un segnale elevato al momento della misurazione. Gli spin che invece si sono spostati (alta diffusione) non potranno recuperare la fase e restituiranno un segnale debole (vedi Fig.16)

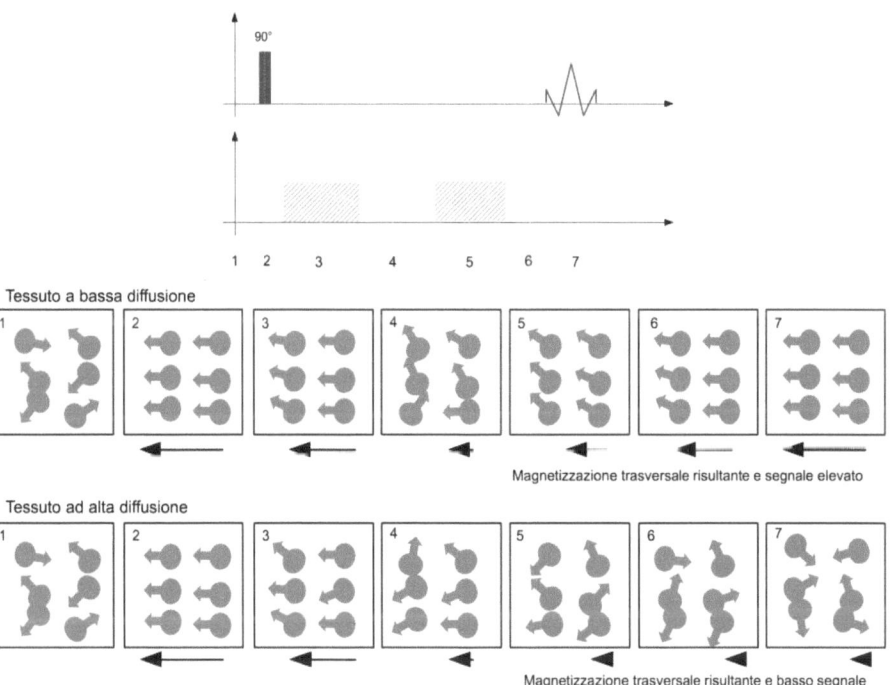

Fig.16 Struttura semplificata di una sequenza di diffusione, con effetto sugli spin e sul segnale risultante di 2 tessuti con caratteristiche di diffusione differenti.

Il b misurato sarà quindi dipendente dalle tre grandezze dei gradienti di diffusione, secondo la formula:

$$b \equiv (\gamma \delta g)^2 \left(\Delta - \frac{\delta}{3} \right)$$

dove γ è la costante giromagnetica, g è la magnitudine dei gradienti di diffusione, Δ il tempo di diffusione e δ la durata dell'impulso

L'ampiezza del segnale misurato successivamente al secondo ed ultimo gradiente di diffusione sarà determinata da:

$$S(b) = S_0 e^{-bD}$$

dove S_0 è il segnale di base in assenza di gradienti, D è il coefficiente di diffusione.

Le due sequenze derivate che possono rispettare questa struttura sono le EPI (Echo Planar Imaging) e le TSE (Turbo Spin Echo).
Le EPI sono solitamente utilizzate in modalità Single Shot che consente di riempire tutto il k-spazio con l'eco generato da un solo impulso, rendendole poco sensibili ai movimenti del paziente o della parte anatomica. Per contro sono affette da blurring e distorsione di immagine, soprattutto a livello di tessuti che creano disomogeneità del campo magnetico locale come aria ed osso. Sono comunque più utilizzate in ambito clinico, anche grazie all'introduzione del sottocampionamento (half-Fourier) e dell'imaging parallelo che ha permesso di diminuire la durata del campionamento del segnale e la sua progressiva attenuazione. Si adattano bene a molti distretti anatomici anche grazie alla possibilità di acquisizione in apnea o con sincronizzazione respiratoria.

Le TSE (chiamate anche FSE, o genericamente RARE) hanno struttura simile a quelle utilizzate nelle sequenze per ponderazioni tradizionali, e possono essere effettuate sia in modalità Single Shot che in modalità Multi Shot segmentate. Anch'esse sono condizionate da blurring, ma hanno minor distorsione geometrica soprattutto nelle zone con elevata suscettibilità magnetica, come massiccio facciale , rocche petrose e polmoni.

Altri tipi di sequenze utilizzate sono GRASE, STEAM e SSFP.

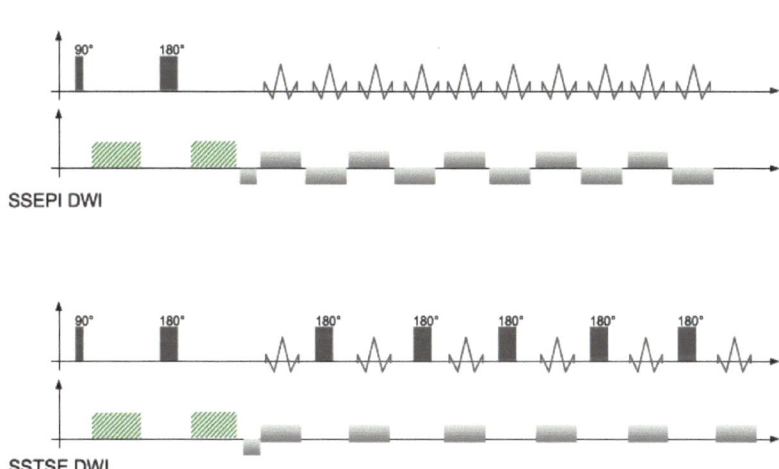

Fig 17: Schema base delle sequenze utilizzate per l'Imaging di Diffusione

Le sequenze di diffusione utilizzano abitualmente la soppressione del grasso per ridurre gli artefatti di ghosting da Chemical Shift. Sono da citare due tipi di soppressione del grasso , quella spettrale tramite impulso selettivo (SPIR, SPAIR, Fat Sat, CHESS) che assicura maggior SNR e maggior rapidità, e la tecnica di inversione STIR che permette di ottenere una soppressione più omogenea e più marcata, seppur a minor risoluzione spaziale.

Proprio la tecnica STIR è alla base della nascita di quella che viene definita DWIBS (Diffusion-weighted Whole-body Imaging with Background body signal Suppression) che ha portato ad un significativo incremento dell'interesse clinico in questo tipo di imaging estendendolo in modo più concreto allo studio delle catene linfonodali e dei tratti nervosi. Questa tecnica permette in particolare di ottenere una soppressione del grasso più efficace senza soffrire di problematiche relative alla disomogeneità di campo come avviene invece nella saturazione spettrale. Il minor SNR medio che la caratterizza è stato facilmente compensato con tecnica di studio in respirazione libera ed elevato numero di ponderazioni: la possibilità di diminuire lo spessore di strato anche fino a 3-5mm ha consentito la messa a punto di protocolli con acquisizioni 2D a pacchetti multipli interlacciati che consente di effettuare studi Total Body DWI anche con ricostruzioni multiplanari panoramiche di discreta qualità globale.

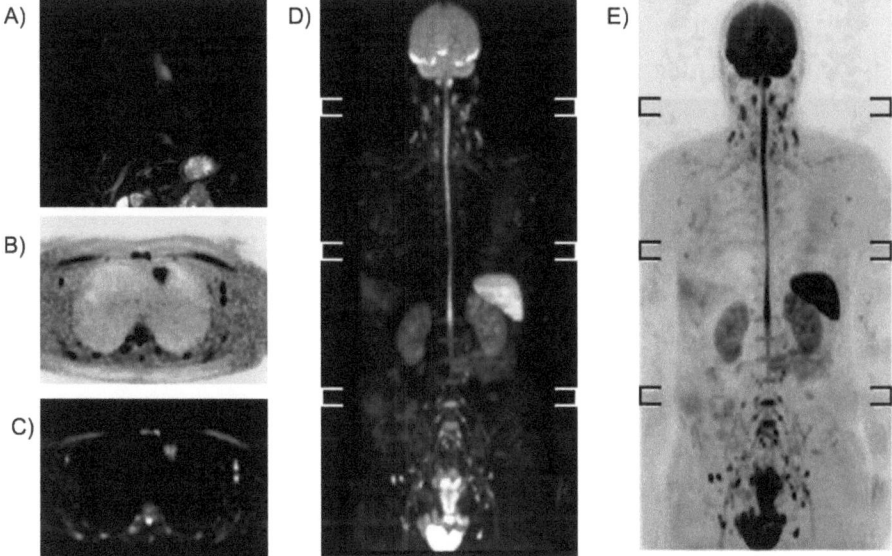

Fig.18: Acquisizione DWIBS multipacchetto in Paziente affetto da Timoma di grado II. A) Immagine coronale STIR B) Immagine assiale con finestra invertita C) Immagine assiale con finestra tradizionale. D ed E) Ricostruzioni multiplanari coronali con unione dei pacchetti mulipli assiali.

ADC

Il valore B (b-value) è stato descritto come il fattore chiave nella rilevazione delle differenze tra i differenti gradi di diffusione, consentendo la produzione di immagini clinicamente utili, ma condizionate direttamente anche dal recupero T1 e soprattutto dal rilassamento T2. Purtroppo l'effetto chiamato Shine-Through dovuto all'effetto T2 incide negativamente sulla specificità delle immagini rispetto alla Diffusione dell'acqua nel tessuto.

A livello teorico è possibile ottenere una valutazione quantitativa e non dipendente da altri fattori di ponderazione classica tramite l'acquisizione di due o più immagini con B differente e calcolo dell'**ADC (Apparent Diffusion Coefficient)**. Il calcolo viene effettuato sulle intensità dei pixel corrispondenti delle due acquisizioni native (b0 e b elevato) secondo una formula:

$$ADC = \frac{ln\left(\frac{S_0}{S_1}\right)}{(b_1 - b_0)}$$

dove S_0 ed S_1 sono i valori di intensità e B_0 e B_1 sono i valori di B delle 2 immagini. L'ADC viene espresso in mm2/sec

Valori bassi di ADC indicano una restrizione della diffusione, valori maggiori indicano una diffusione elevata.

Questo tipo di calcolo viene effettuato automaticamente in post-processing da software dedicati che elaborano ciascun singolo voxel fornendo un'immagine con morfologia corrispondente a quelle native.

Da un punto di vista iconografico, la restrizione della diffusione si presenta con un'iperintensità nelle sequenze DWI a B elevato, e con un'ipointensità nell'immagine ADC generata. Per fare un esempio pratico, una lesione a contenuto prevalentemente cistico potrebbe presentare iperintensità dell'acquisizione a b elevato, ma segnale elevato anche in ADC, segno di alti valori di diffusione (importante effetto di Shine-Through T2).

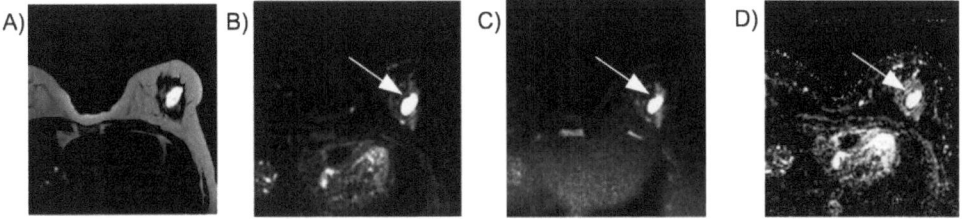

Fig.19 A) Ponderazione T2, presenza di lesione cistica con segnale iperintenso B) DWI b=0 la lesione presenta sempre segnale iperintenso C) DWI B=1000 persistenza dell'iperintensità D) Calcolo mappa ADC segnale elevato corrispondente a diffusione elevata. Se ne conclude che il segnale elevato nell'immagine B1000 è dovuto anche all'importante effetto Shine-Through T2.

D'altro canto, una lesione tumorale espansiva di tipo carnoso ipercellulare presenta solitamente alto segnale nelle immagini a B elevato, con basso segnale nel calcolo ADC.

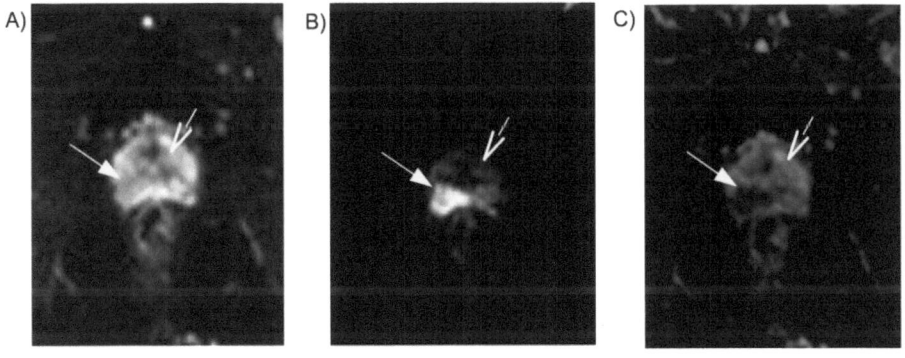

Fig.20 A) Acquisizione DWI B0 B) Acquisizione DWI B1000 C) Calcolo ADC. Freccia aperta: ghiandola normale. Freccia piena, lesione tumorale con restrizione della diffusione e segnale elevato in b elevato e basso segnale nella mappa ADC.

Si considera quindi che l'ADC (considerato nella sua forma isotropica o anisotropica) sia direttamente correlato alla restrizione della diffusione e in ciascun contesto assuma uno specifico significato clinico: nell'ictus cerebrale è messo in relazione all'entità dell'edema citotossico, mentre nella patologia oncologica vede implicata la cellularità della massa.

Se l'ADC deve essere valutato con metodo quantitativo (quindi con misurazione tramite ROI e non solo a livello visivo) è sempre necessario considerare che non tutte le lesioni espansive o infartuali sono caratterizzate da struttura omogenea, ma che potrebbero essere presenti componenti edematose, cistiche od emorragiche, che possono portare ad un incremento del valore numerico. La mappa ADC rimane comunque relativamente correlabile all'aggressività della lesione, tanto più se valutata a livello della zona che presenta il valore minimo di ADC, considerandolo relativamente ad una determinata soglia di valori prestabilita dai numerosi studi clinici (valori di ADC dell'acqua in una soluzione acquosa a temperatura fissa (37,5°) intorno ai $3 \ 10^{-3}$ mm2/sec, valori del tessuto cerebrale intorno ai $0,7 \ 10^{-3}$ mm^2/sec)

Il calcolo dell'ADC è possibile con 2 sole acquisizione a B differenti, l'utilizzo di 3 o più valori di B può aiutare a diminuire l'errore introdotto dal rumore progressivamente presente nelle immagini con B più elevato.

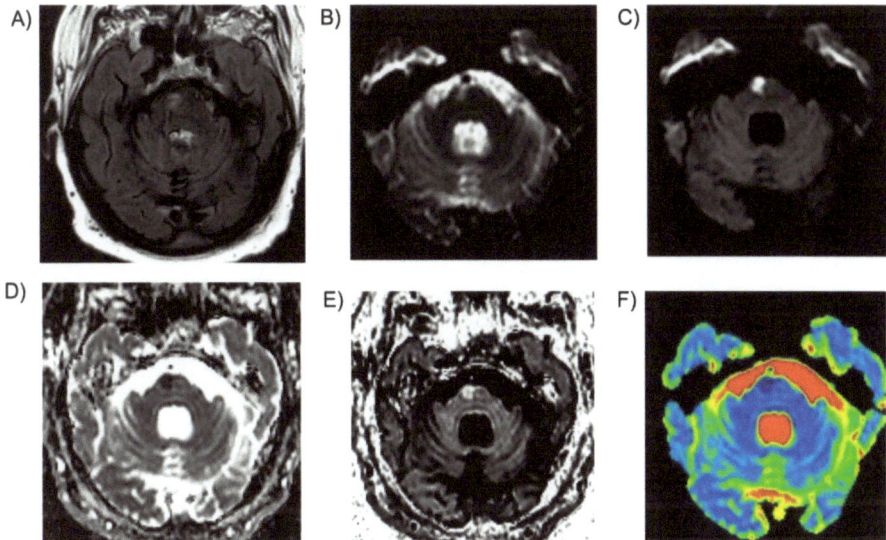

Fig 21 Paziente con infarto acuto pontino a sinistra A) FLAIR B) B=0 C)
B=1000 D) Mappa ADC E) Mappa eADC F) Mappa colorimetrica
dell'ADC

Rimangono comunque alcuni aspetti poco chiari nella
standardizzazione e repetibilità delle misurazioni quantitative
della mappa ADC perchè purtroppo, contrariamente a quanto
risulta dall'ipotesi teorica, essa non ha tendenza
monoesponenziale, ma presenta due zone con andamento
specifico: valori di B limitati forniscono risultati
profondamente condizionati dalla perfusione sanguigna, mentre
per valori di B molto elevati la diffusione media assume
grandezze nell'ordine di quelle cellulari o delle strutture dei
tessuti introducendo nuove variabili.
Se il calcolo tra due differenti coppie di B dovrebbe fornire lo
stesso risultato, introducendo nel rapporto B elevati questo non
si verifica, perché all'aumentare del B aumentano anche le

probabilità che una molecola d'acqua possa avere delle collisioni con strutture biologiche. Le strutture tissutali e cellulari, la forma e lo stato di idratazione delle cellule stesse, la permeabilità delle membrane e la temperatura corporea costituiscono delle variabili impossibili da introdurre in un'equazione teorica, che diventa più complessa quanto più viene aumentato il valore di B.

Se devono essere effettuate valutazioni quantitative seriate nel tempo per follow up di patologia in corso di trattamento, si consiglia quindi di effettuare sempre lo stesso tipo di sequenza con gli stessi valori di B.

ARTEFATTI

Come molte altre tecniche di imaging per RM , anche la Diffusione non è priva di artefatti benchè i più importanti, grazie alle implementazioni hardware e software, siano stati notevolmente ridotti.

Tra quelli che più frequentemente si possono presentare, e che sono prevalentemente legati alla tecnica EPI, è possibile elencare:

- **Chemical Shift:** dovuto alla differente frequenza di precessione fra acqua e grasso che si manifesta come uno shift della reale posizione di quest'ultimi in direzione di codifica di frequenza. Nelle EPI invece l'artefatto è estremamente marcato in direzione di fase dove viene utilizzata una intensità di gradiente molto più debole rispetto all'asse di frequenza (Khz). Per questo motivo è obbligatoria la soppressione del grasso in modo da evitare i classici ghost.

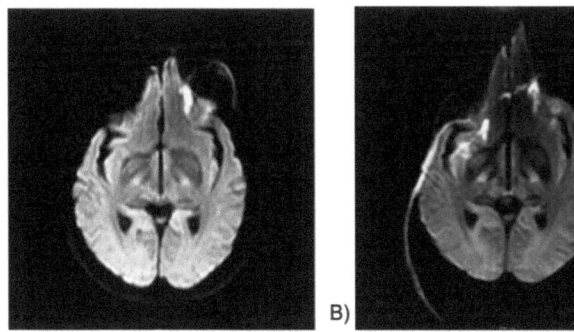

A)   B)

Fig.22 A) Immagine DWI EPI standard, assenza di artefatti da chemical shift. B) Immagine DWI EPI con importante artefatto da chemical shift del grasso sottocutaneo.

- **Nyquist ghosts**: chiamato anche N/2 ghosts, comporta ripetizioni delle strutture anatomiche all'interno del campo di vista con una ripetitività pari a N/2, causate da errori di registrazione dell'elettronica. Per limitarlo è possibile ridurre la risoluzione spaziale, applicare l'imaging parallelo ed utilizzare piani non obliqui.

- **Suscettibilità magnetica:** artefatto presente in molte altre sequenze, è particolarmente accentuato nelle sequenze EPI in particolare in presenza di interfacce tissutali con presenza di osso e aria o in presenza di materiali metallici. La diminuzione del Tempo di eco e l'aumento della larghezza di banda possono diminuire l'artefatto delle sequenze EPI. L'utilizzo di sequenze con tecnica SE permette di diminuire notevolmente l'artefatto, seppur introducendo elementi sfavorevoli come minor SNR e maggior tempo di acquisizione.

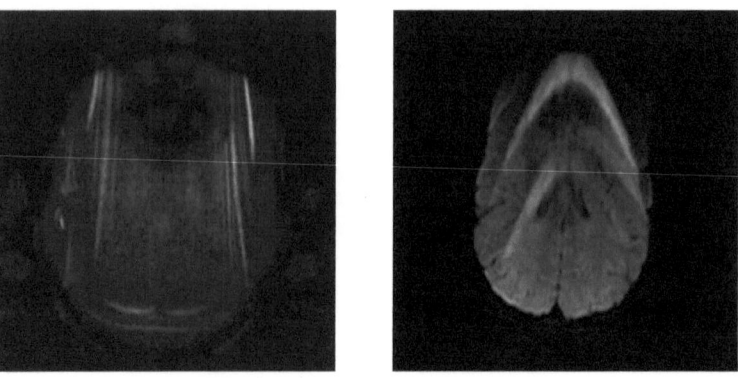

Fig. 23 Importanti artefatti causati da materiale metallico ortodontico.

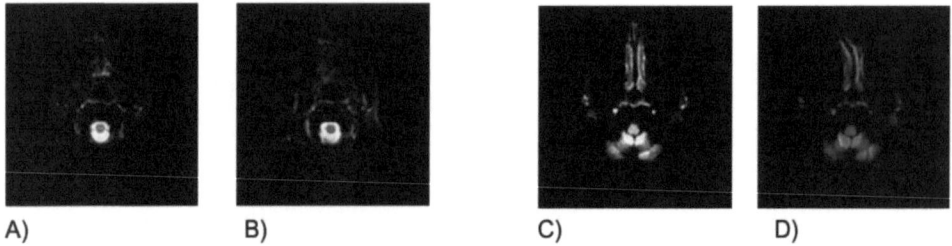

A)   B)   C)   D)

Fig 24 A) DWI B0 con distorsione geometrica limitata B) DWI B0 con distorsione geometrica ben visibile soprattutto a livello della regione faciale. Immagini corrispondenti per B elevato, C e D

- **Blurring T2***: effetto che genera una degradazione della risoluzione spaziale, dovuta ad una riduzione del segnale degli ultimi eco campionati e un deterioramento della PSF (point spread function) che si verifica con un allargamento della funzione stessa rispetto al centro a parità di risoluzione nominale.

- **Artefatti da movimento:** presenti soprattutto a livello degli organi in movimento, possono essere diminuiti grazie all'utilizzo di sequenze in apnea o con trigger respiratorio.

- **Presenza del mezzo di contrasto:** una tra le caratteristiche principali delle sequenze di diffusione è quella di non richiedere la somministrazione di mezzi di contrasto esogeni, evitando in alcuni casi l'aumento dell'invasività dell'indagine. Anche se la metodica non è apparentemente sensibile alla presenza del mezzo di contrasto maggiormente utilizzato, ne è sconsigliato l'utilizzo nella fase post-somministrazione, come dimostrato da numerosi studi clinici: se la sensibilità delle immagini non sembra significativamente condizionata, lo stesso non può essere affermato per la valutazione quantitativa dei valori di ADC. I valori che subiscono maggiori alterazioni sono quelli a livello del parenchima renale o delle lesioni altamente vascolarizzate, dove si verifica un maggior accumulo del mezzo di contrasto paramagnetico. La DWIBS con struttura a IR, quindi dotata di impulso di inversione della magnetizzazione longitudinale, può essere pesantemente condizionata da prodotti che influiscono sui tempi di recupero della magnetizzazione e teoricamente non è raccomandata dopo somministrazione di Gadolinio.

Possono presentarsi anche altri tipi di artefatti, come quelli da eddy-current, o artefatti da mancata saturazione del grasso.

Tra gli artefatti dovuti direttamente alla tecnica di diffusione troviamo:

- **Shine-Through T2:** è dovuto all'influenza del rilassamento T2 sull'intensità del segnale rilevata, soprattutto nei tessuti con T2 lungo, e si presenta con la persistenza di iperintensità sulle immagini a B elevato anche in assenza di diminuzione della diffusione. L'elaborazione della mappa ADC è il metodo più efficace per svincolare le informazioni ottenute dal T2; è comunque possibile aumentare il fattore B o diminuire il TE per intervenire direttamente sulle immagini native. (*Vedi Fig 19*)

- **Washout T2**: artefatto raro, spesso visibile nell'edema vasogenico, legato ad un effetto di bilanciamento tra iperintensità nella ponderazione T2 ed aumento del Coefficiente di Diffusività Apparente.

- **Blackout T2**: spesso visibile negli ematomi, è rappresentato da un'ipointensità nelle immagini di diffusione, dovuta agli effetti di suscettibilità magnetica e defasamento intravoxel, a causa della presenza di emosiderina.

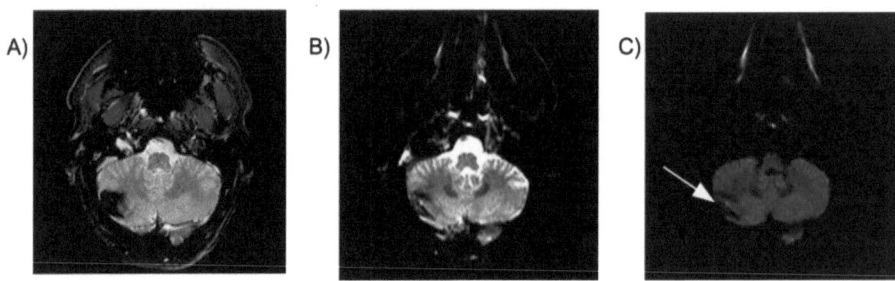

Fig 25 Paziente con deposito emorragico cerebellare a destra. A) GRE T2*, presenza di ipointensità marcata nella sede del deposito B) DWI B0 C) DWI B1000 entrambe con assenza di segnale nella regione interessata dal'emorragia.

APPLICAZIONI CLINICHE PRINCIPALI

L'utilizzo dell'Imaging di Diffusione a livello clinico ha subito negli anni progressivi miglioramenti. Prima incentrata prevalentemente all'incremento di sensibilità della metodica visualizzando patologie in fase acuta, per evolvere progressivamente alla valutazione semi-quantitativa fino alla quantitativa seriata nel tempo dei follow up tumorali.

Le principali condizioni patologiche implicate nell'alterazione delle immagini sono lo spostamento di acqua dal compartimento extracellulare all'intracellulare, l'aumento della cellularità e la modifica della funzione delle membrane cellulari.

Le prima applicazione con vero impatto clinico è stata la valutazione dell'ictus cerebrale che in fase iperacuta non era rilevabile con le altre metodiche per immagini: tra i primi articoli quello di Moseley , Kucharczyk , Mintorovitch uscito nel 1990 su AJNR che dimostrava il comportamento delle sequenze su ictus provocati su animali (Diffusion-weighted MR imaging of acute stroke: correlation with T2-weighted and magnetic susceptibility-enhanced MR imaging in cats). Nello stesso contesto, le immagini a B elevato e la mappa ADC possono dare indicazioni utili anche sulla presunta penombra ischemica , aiutando nelle decisioni terapeutiche e sul probabile decorso clinico del paziente.

Pochi anni dopo, con l'analisi della direzionalità della diffusione delle molecole d'acqua in alcuni tessuti, in particolare nella sostanza bianca, la metodica venne applicata allo studio morfologico dei tratti di comunicazione assonale intracerebrale, in particolare per gli studi dei disordini dello sviluppo e problemi psichico/cognitivi.

In breve tempo venne applicata ad altri contesti patologici, in particolare la patologia espansiva o infiltrativa di tipo neoplastico, non solo nella diagnosi differenziale con i processi benigni, ma in parte anche per la previsione dell'efficacia di un trattamento e soprattutto nel follow-up durante e dopo terapia. Le lesioni trattate con terapia radiante possono evolvere in tessuto inattivo/fibroso di non agevole caratterizzazione in fase precoce, soprattutto se in assenza di modificazioni morfologiche: la diffusione presenta notevole interesse applicativo in questa differenziazione pur non esistendo soglie di cut-off chiaramente definite.

La tecnologia disponibile nei primi anni non consentiva studi extracranici a causa dell'elevata distorsione dell'immagine nelle sequenze EPI, ma con l'introduzione dell'imaging parallelo è stato possibile estendere lo studio anche ai distretti body.
Anche se tale tecnologia può essere applicata a qualsiasi contesto patologico, i distretti anatomici che maggiormente beneficiano nell'utilizzo delle sequenze di diffusione sono il fegato, la prostata, la mammella, il collo e la pelvi femminile.
A livello della mammella la sequenza di diffusione è ormai nel protocollo di routine, effettuata non in apnea, con piano assiale e campo di vista allargato per lo studio bilaterale.
A livello epatico, in particolare nei pazienti affetti da patologia virale cronica, è possibile ottenere anche informazioni relative alla fibrosi epatica caratterizzata solitamente da una riduzione della diffusione.
Il parenchima renale è costituito da due principali tessuti con caratteristiche differenti: il parenchima corticale, che restituisce valori di diffusione prevalentemente isotropica e il parenchima midollare, che ha struttura di tipo radiale esplorabile anche con gli studi anisotropici del tensore di diffusione. L'applicazione pratica, oltre che allo studio della patologia discariocinetica focale, è quindi centrata su studi di trapianti, su alterazioni dovute a patologia pre-renale (stenosi dell'arteria renale), patologia renale (infarti o nefriti) e patologia post-renale da

sindrome ostruttiva delle vie escretrici. A differenza degli altri organi limitrofi che vengono classicamente studiati secondo piani assiali , i reni possono essere studiati anche con piani coronali che limitano gli artefatti da volume parziale a livello dei poli superiori ed inferiori.

Il pancreas presenta qualche limitazione tecnica aggiuntiva a causa delle sue dimensioni contenute e alla prossimità di strutture intestinali che possono creare disomogeneità locali. Viene comunque analizzato in diffusione anche per valutare le pancreatiti acute o croniche e per la loro diagnosi differenziale da masse focali espansive.

Tutti gli organi dell'addome superiore possono essere studiati con tecniche di acquisizione in apnea, o respirazione libera o con trigger respiratorio, ciascuna presentante vantaggi e svantaggi specifici: l'apnea fornisce minori artefatti da movimento e maggior stabilità nella corrispondenza dei tessuti tra i differenti b ma presenta limitazioni nella risoluzione spaziale e nel numero di strati, il trigger respiratorio può permettere acquisizioni di immagini a maggior risoluzione spaziale anche in pazienti poco collaboranti, le acquisizioni in respirazione libera possono presentare vantaggi nei paziente poco collaboranti e con respirazione molto irregolare.

La struttura anatomica della Pelvi che maggiormente beneficia delle informazioni fornite dalla diffusione è la prostata, per la già citata capacità di rilevazione e caratterizzazione di patologia tumorale, con elevata sensibilità nel follow-up. La tecnica di studio, seppur effettuata sempre secondo piani assiali, presenta alcune piccole differenze legate alle caratteristiche del magnete utilizzato (1,5T VS 3T) e all'utilizzo o meno di bobina endorettale. Negli ultimi anni, per questo organo, è anche stata descritta l'utilità degli studi del tensore di diffusione.

Gli altri organi della Pelvi maschile o femminile, come anche i tessuti molli degli arti, sono esplorati con imaging di Diffusione prevalentemente per le ragioni già più volte citate (localizzazione, caratterizzazione e follow up).

A livello scientifico **non esiste un'unanimità nella scelta dei valori di b** più accurati per ciascun organo. Sono presenti numerosi studi su valori differenti che però presentano relative discrepanze. L'utilizzo di **b troppo corti porta ad aumentare la dipendenza dai fenomeni perfusivi**, l'utilizzo di **b troppo lunghi porta alla produzione di immagini con SNR molto limitato** e, a causa dell'aumento del TE, con aumento della distorsione geometrica. Al momento della stesura di questo testo le apparecchiature di tipo clinico permettono una buona stabilità e adattabilità con sequenze SSEPI, eventualmente a b multipli (3-4) intorno a 0, 100/150*, 400/500*, 800/1000. Nelle strutture a maggior rischio di distorsione geometrica si tende a limitare il fattore b. Si ricorda l'importanza dell'utilizzo degli stessi parametri in caso di controlli quantitativi seriati del valore di ADC su una lesione in trattamento. (* opzionali)

Lo studio delle strutture ossee e del midollo osseo è particolarmente complicato dagli artefatti da suscettibilità magnetica e richiede solitamente un approccio tecnico differente: le sequenze DWIBS possono migliorare la saturazione del grasso e l'utilizzo di sequenze basate su impulsi TSE possono diminuire notevolmente la distorsione geometrica. Tutti i distretti anatomici del tronco sono accomunati dalla presenza di stazioni linfonodali che possono essere studiate nel contesto della parte anatomica specifica con studi più panoramici. I linfonodi possono comunque essere colpiti frequentemente sia da patologia primaria sia da localizzazioni secondarie, perciò sono stati oggetto di numerosi studi e ottimizzazioni tecniche. Se in una zona anatomica limitata lo studio può essere effettuato agevolmente anche con le più usate SSEPI e saturazione spettrale del grasso, la sequenza che meglio si presta allo studio dei linfonodi è la DWIBS che fornisce una miglior omogeneità nei campi di vista più ampi ed è più consigliata a livello toracico.

Il campo di applicazione che si è particolarmente sviluppato a livello clinico è la valutazione totalbody, che può essere anche contestualizzata allo studio completo del midollo osseo e dei linfonodi: questa trova indicazioni sia per la stadiazione di patologie neoplastiche focali conosciute sia per la valutazione delle patologie multifocali (tra tutte la patologia ripetitiva, i linfomi o le patologie infiltrative ossee), come valutazione pre-trattamento sia nel follow up. La tecnica di studio è stata particolarmente affinata, con pacchetti multipli assiali (o coronali) geometricamente sovrapposti e vincolati, tecnica in respirazione libera o mista, e strati sottili 4-5mm che permettono artefatti da volume parziale limitato e ricostruzioni multiplanari panoramiche di discreta qualità.

Un ultimo campo applicativo è lo studio delle vie nervose extracraniche ed extrarachidee: tramite le sequenze DWIBS è possibile ottenere un segnale elevato delle strutture nervose nelle immagini a b elevato e tramite acquisizioni a strato sottile e ricostruzioni multiplanari è possibile valutare il decorso e l'integrità dei fasci. Studi avanzati promettono l'implementazione clinica della trattografia anche a livello periferico.

POST PROCESSING

Il Post-Processing delle immagini native di diffusione presenta diversi aspetti e finalità, molti dei quali sono già stati descritti nei capitoli precedenti.

Gli aspetti che più frequentemente possono coinvolgere l'operatore nella pratica giornaliera sono :
- il calcolo dell'immagine di diffusione isotropica (tramite il calcolo della diffusività media a partenza delle tre decodifiche di gradiente) (Fig.5)

- il calcolo della mappa ADC tra due o più valori di b (Fig.26 C qui sotto,

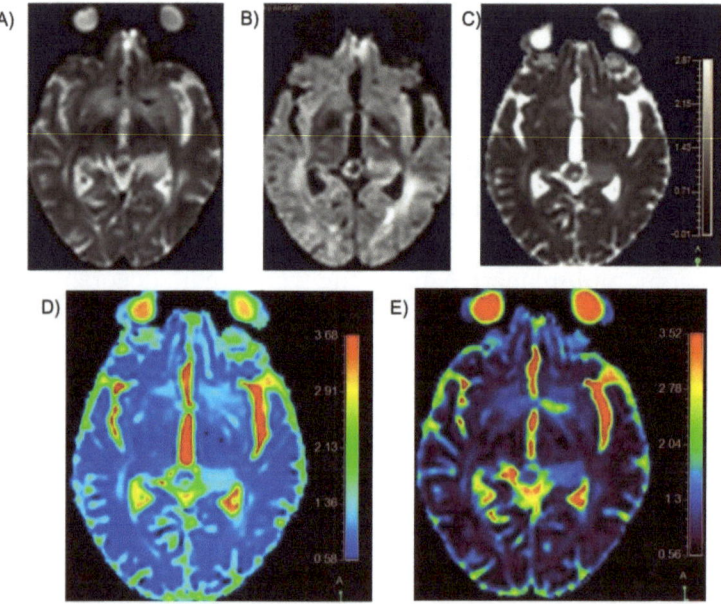

Fig 26 A) Immagine B0 B) Immagine B1000 C) Mappa ADC in scala di grigi classica D) Mappa ADC in scala colorimetrica Blue-Red E) Mappa ADC in scala colorimetrica

- l'applicazione di una maschera soglia per l'eliminazione di un determinato range di valori di intensità dall'immagine

- la misurazione dell'ADC in una zona di interesse limitata (ROI)

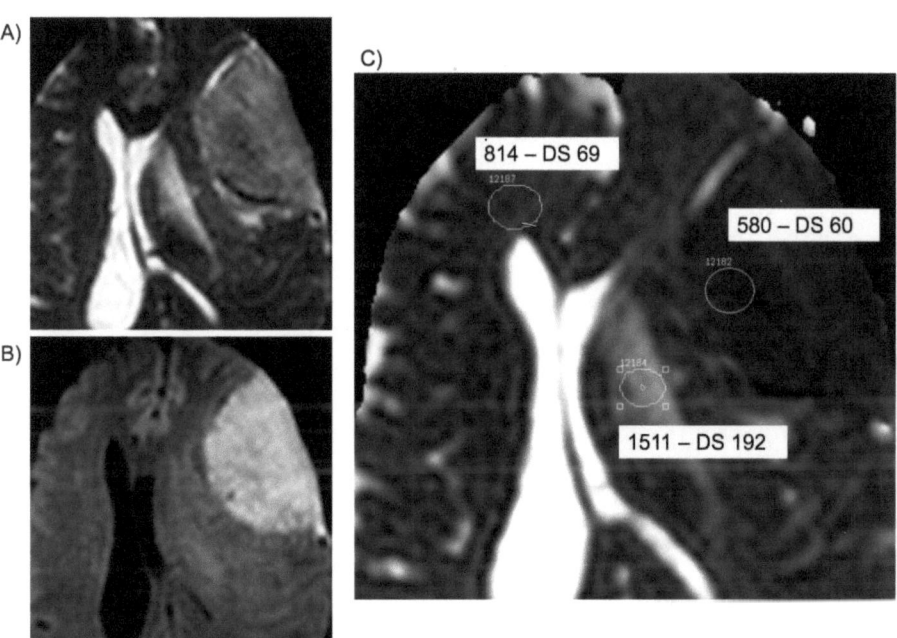

Fig 27   Meningioma   A) B=0 B) B=1000 C) Mappa ADC con posizionamento di ROI, i valori numerici dimostrano valori nella norma sul tessuto cerebrale sano a destra, valori di diffusione diminuiti sulla lesione e valori di diffusione aumentati nell'area di edema periventricolare

- la fusione di immagine tra sequenze di diffusione trasformate in scala colore e sequenze tradizionali per una miglior definizione morfologica e spaziale di un'alterazione (Fig.XX

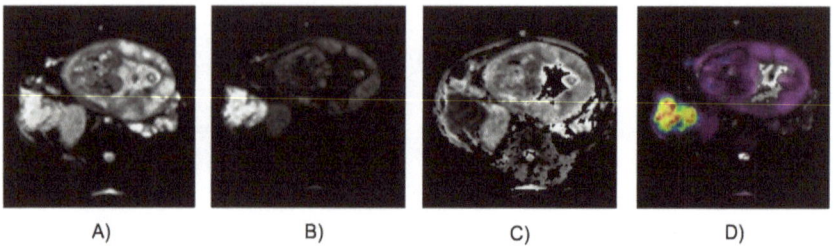

A)   B)   C)   D)

Fig 28 A) B=0 B) B=800 C) mappa ADC D) mappa ADC invertita e trasformata in scala colore sovrapposta ad un'immagine morfologica SSTSE T2

- ricostruzione di set di immagini con risultato d'insieme MIP (Maximum Intensity Projection)
- inversione della finestra di grigi

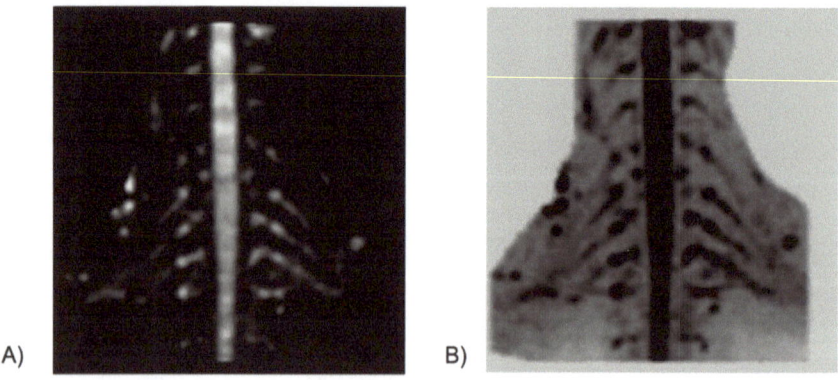

Fig 29 Ricostruzioni multiplanari MIP di acquisizioni DWIBS a strato sottile A) Finestra tradizionale B) Scala di grigi invertita (PET-Like)

- unione di pacchetti multipli per la formazione di un'unica immagine. (vedi Fig 18)

Le procedure di post-processing variano notevolmente in relazione al software utilizzato, si è quindi deciso di non fornire dettagli più specifici, ma solo alcune immagini risultanti.

SEMEIOLOGIA

L'esecuzione di sequenze in diffusione richiede anche alcune basi di semeiologia del segnale delle immagini ottenute, che necessitano comunque di correlazioni con le sequenze T2 standard.

Alcuni tessuti normali sono spontaneamente iperintensi nelle immagini a b elevato, come parenchima cerebrale, midollo spinale, linfonodi, strutture nervose, milza.

Semeiologia tipica:
- Intensità media T2, elevato segnale nell'acquisizione con valore-b >800, bassa intensità nella mappa ADC: possibile tumore ad alta cellularità, ma anche necrosi coagulata o ascessi ad alta viscosità.
- Intensità elevata T2, elevato segnale nell'acquisizione con valore-b >800, elevata intensità nella mappa ADC: aspetto dovuto al shine-through, fluidi con contenuti proteinacei.
- Intensità bassa o media T2, basso segnale nell'acquisizione con valore-b >800, bassa intensità nella mappa ADC: fibrosi o basso contenuto d'acqua.
- Intensità elevata T2, basso segnale nell'acquisizione con valore-b >800, elevata intensità nella mappa ADC: liquidi, tessuti ghiandolari.

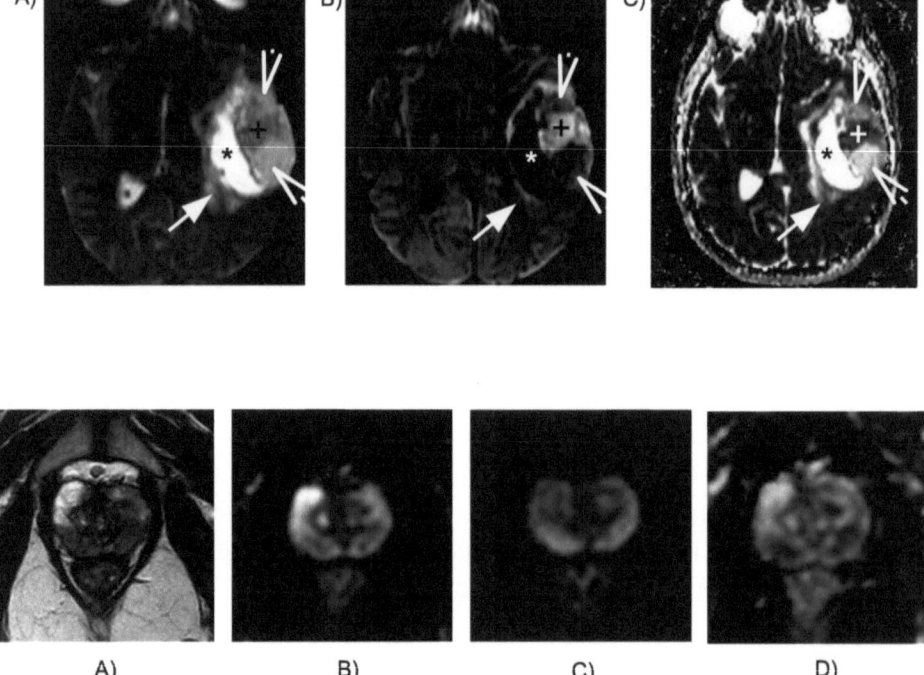

A)   B)   C)   D)

Fig.30 Lesione espansiva intracerebrale con aspetto disomogeneo caratterizzata da differenti componenti: edema cerebrale (freccia piena), area necrotica a contenuto prettamente liquido (asterisco), area carnosa a densità probabile bassa densità cellulare (frecce bianche aperte), area carnosa a densità cellulare elevata (croce). Ciascuna zona ha intensità di segnale specifiche nelle tre differenti immagini, che permettono di caratterizzare la lesione in modo più accurato.

Fig.31 A) Immagine morfologica T2 ad alta risoluzione B) B=0 C) B=800 D) mappa ADC

CONCLUSIONI

La tecnica DWI (Diffusion-weighted Imaging) consente di migliorare la caratterizzazione di aree patologiche, fornendo informazioni relative alla mobilità delle molecole d'acqua nei tessuti interessati. L'aumento di cellularità e l'edema citotossico sono i fattori che maggiormente incidono sul segnale, consolidando il ruolo dello studio di Diffusione nei Pazienti Oncologici o colpiti da Infarto Cerebrale. L'evoluzione della tecnica ha consentito di contestualizzare determinate caratteristiche di diffusività alla realtà clinica, in particolare con lo studio avanzato della direzionalità della diffusione. Il tecnico di Radiologia, in questo ambito, deve conoscere accuratamente gli aspetti tecnici interessanti l'acquisizione e saperli applicare al meglio al contesto pratico e al sospetto clinico.

BIBLIOGRAFIA

Andrew L. Alexander,Jee Eun Lee,Mariana Lazar and Aaron S. Field. Diffusion Tensor Imaging of the Brain, Neurotherapeutics. Jul 2007; 4(3): 316–329. doi: 10.1016/j.nurt.2007.05.011

Anwar R. Padhani, Andreas Makris, Peter Gall, David J. Collins, Nina Tunariu and Johann S. de Bono. Therapy Monitoring of Skeletal Metastases With Whole-Body Diffusion MRI, J. Magn. Reson. Imaging, 39:1049–1078 (2014) , DOI 10.1002/jmri.24548

Basser PJ, Mattiello J, Le Bihan D. MR diffusion tensor spectroscopy and imaging. Biophys J 1994; 66: 259–267.

Basser PJ, Pajevic S, Pierpaoli C, Duda J, Aldroubi A. 2000. In vivo tractography using DT-MRI data. Magn Reson Med 44: 625–632.

Basser, P. J. and Pierpaoli, C. (1998), A simplified method to measure the diffusion tensor from seven MR images. Magn Reson Med, 39: 928–934. doi: 10.1002/mrm.1910390610

Burdette JH, Elster AD, Ricci PE (1999) Acute cerebral infarction: quantification of spin-density and T2 shine- through phenomena on diffusion-weighted MR images. Radiology 212:333–339

Christine Schmid-Tannwald, Aytekin Oto, Maximilian F. Reiser, and Christoph J. Zech. Diffusion-Weighted MRI of the Abdomen: Current Value in Clinical Routine J. Magn. Reson. Imaging, 37:35–47 (2013), DOI 10.1002/jmri.23643

Francesca Fornasa, Maria Vittoria Nesoti, Chiara Bovo and Maria Giuseppina Bonavina. Diffusion-Weighted Magnetic Resonance Imaging in the Characterization of Axillary Lymph Nodes in Patients With Breast Cancer , J. Magn. Reson. Imaging, 36:858–864 (2012), DOI 10.1002/jmri.23706

Heidi Johansen-Berg, Timothy E.J.Behrens . Diffusion MRI: From Quantitative measurement to in-vivo neuroanatomy, 2009 Elsevier Inc

Iima M, Le Bihan D, Okumura R, et al. Apparent diffusion coefficient as an MR imaging biomarker of low-risk ductal carcinoma in situ: a pilot study. Radiology 2011; 260(2):364–372.

Jonathan H. Gillard, Adam D. Waldman, Peter B. Barker. Clinical MR Neuroimaging: Diffusion, Perfusion and Spectroscopy, Cambridge University Press 2005

Jones DK, Basser PJ (2004b) "Squashing peanuts and smashing pumpkins": how noise distorts diffusion- weighted MR data. Magn Reson Med 52:979–993

Jones DK, Horsfield MA, Simmons A (1999) Optimal strategies for measuring diffusion in anisotropic systems by magnetic resonance imaging. Magn Reson Med 42:515-525

Jose´ G. Raya Olaf Dietrich Maximilian F. Reiser and Andrea Baur-Melnyk. Methods and Applications of Diffusion Imaging of Vertebral Bone Marrow, J. Magn. Reson. Imaging, 24:1207–1220 (2006) , DOI 10.1002/jmri.20748

Koşucu, P., Tekinbaş, C., Erol, M., Sari, A., Kavgaci, H., Öztuna, F. and Ersöz, Ş. (2009), Mediastinal lymph nodes: Assessment with diffusion-weighted MR imaging. J. Magn. Reson. Imaging, 30: 292–297. doi: 10.1002/jmri.21850

Kucharczyk J, Mintorovitch J, Asgari HS, Moseley M. Diffusion/ perfusion MR imaging of acute cerebral ischemia. Magn Reson Med 1991;19:311–315.

Le Bihan. Apparent diffusion Coefficient and Beyond: What Diffusion MR Imaging Can Tell Us about Tissue Structure, Radiology 2013; 268:318–322

Le Bihan, D., Poupon, C., Amadon, A. and Lethimonnier, F. (2006), Artifacts and pitfalls in diffusion MRI. J. Magn. Reson. Imaging, 24: 478–488. doi: 10.1002/jmri.20683

Lihua Chen, Jiuquan Zhang, Jing Bao, Lin Zhang, Xiaofei Hu, Yunbao Xia and Jian Wang.
Meta-Analysis of Diffusion-Weighted MRI in the Differential Diagnosis of Lung Lesions, J. Magn. Reson. Imaging, 37:1351–1358 (2013), DOI 10.1002/jmri.23939

Li, X., Qu, J.-R., Luo, J.-P., Li, J., Zhang, H.-K., Shao, N.-N., Kwok, K., Zhang, S.-N., Li, Y.-l., Liu, C.-C., Zee, C.-S. and Li, H.-L. (2013), Effect of intravenous gadolinium-DTPA on diffusion-weighted imaging of brain tumors: A short temporal interval assessment. J. Magn. Reson. Imaging. doi: 10.1002/jmri.24386

Maximilian F. Reiser, Wolfhard Semmler, Hedvig Hricak. Magnetic Resonance Tomography, Springer-Verlag Berlin Heidelberg 2008

Moseley ME, Kucharczyk J, Mintorovitch J, et al. Diffusion-weighted MR imaging of acute stroke: correlation with T2-weighted and magnetic susceptibility-enhanced MR imaging in cats. AJNR Am J Neuroradiol 1990;11(3):423–429.

Norris DG (2001) Implications of bulk motion for diffusion-weighted imaging experiments: effects, mechanisms, and solutions. J Magn Reson Imaging 13:486–495

P. Mukherjee J.I. Berman S.W. Chung C.P. Hess R.G. Henry. Diffusion Tensor MR Imaging and Fiber Tractography: Theoretic Underpinnings, AJNR Am J Neuroradiol 29:632–41, Apr 2008 DOI 10.3174/ajnr.A1051

P. Mukherjee J.I. Berman S.W. Chung C.P. Hess R.G. Henry. Diffusion Tensor MR Imaging and Fiber Tractography: Technical Considerations, AJNR Am J Neuroradiol 29:843–52 May 2008 DOI 10.3174/ajnr.A1052

Pajevic S, Pierpaoli C. 1999. Color schemes to represent the orientation of anisotropic tissues from diffusion tensor data: application to white matter fiber tract mapping in the human brain. Magn Reson Med 43: 526–540. (Erratum appears in Magn Reson Med 43: 921.)

Pashkan A. Malayeri, Riham H. El Khouli, Atif Zaheer, Michael A. Jacobs, Celia P. Corona-Villalobos, hab R. Kamel, Katarzyna J. Macura, MD. Principles and Applications of Diffusion-weighted Imaging in Cancer Detection, RadioGraphics 2011; 31:1773–1791, doi 10.1148/rg.316115515

Rajpaul Attariwala and Wayne Picker. Whole Body MRI: Improved Lesion Detection and Characterization With Diffusion Weighted Techniques, J. Magn. Reson. Imaging, 38:253–268 (2013) , DOI 10.1002/jmri.24285

Sandrasegaran K, Akisik FM, Lin C, et al. Value of diffusion weighted MRI assessing liver fibrosis and cirrhosis. Am J Roentgenol 2009;193 (6) :1556-60

Shinji Naganawa, Chiho Sato, Tatsuya Nakamura, Hisashi Kumada, Takeo Ishigaki, Shunichi Miura, Katsuya Maruyama and Osamu Takizawa. Diffusion-weighted images of the liver: Comparison of tumor detection before and after contrast enhancement with superparamagnetic iron oxide, J. Magn. Reson. Imaging 21:836–840 (2005) , DOI 10.1002/jmri.20346

Stefano Colagrande, Lorenzo Nicola Mazzoni, Elisa Mazzoni and Silvia Pradella. Effects of gadoxetic acid on quantitative diffusion-weighted imaging of the liver, J. Magn. Reson. Imaging 38:365–370 (2013), DOI 10.1002/jmri.23978

Susanne Bonekamp, Celia P. Corona-Villalobos and Ihab R. Kamel, Oncologic applications of diffusion-weighted MRI in the body, J. Magn. Reson. Imaging, 35:257–279 (2012)
DOI 10.1002/jmri.22786

Taro Takahara, Jeroen Hendrikse, Tomohiro Yamashita, Willem P. T. M. Mali, Thomas C. Kwee, Yutaka Imai, Peter R. Luijten. Diffusion-weighted MR Neurography of the Brachial Plexus: Feasibility Study -Radiology: Volume 249: Number 2—November 2008

Thomas C. Kwee,Taro Takahara, Dow-Mu Koh, Rutger A.J. Nievelstein and Peter R. Luijten. (2008) Comparison and Reproducibility of ADC Measurements in Breathhold, Respiratory Triggered, and Free-Breathing Diffusion-Weighted MR Imaging of the Liver, J. Magn. Reson. Imaging, 28:1141–1148. DOI 10.1002/jmri.21569

Thomas C. Kwee, Taro Takahara, Reiji Ochiai, Rutger A. J. Nievelstein Peter R. Luijten. Magnetic Resonance Diffusion-weighted whole-body imaging with background body signal suppression (DWIBS): features and potential applications in oncology, Eur Radiol (2008) 18: 1937–1952 DOI 10.1007/s00330-008-0968-z

Zafer Koc, Gurcan Erbay, Serife Ulusan, Gulsah Seydaoglu and Filiz Aka-Bolat. Optimization of b Value in Diffusion-Weighted MRI for Characterization of Benign and Malignant Gynecological Lesions, J. Magn. Reson. Imaging, 35:650–659 (2012), DOI 10.1002/jmri.22871

www.ingramcontent.com/pod-product-compliance
Lightning Source LLC
Chambersburg PA
CBHW040918180526
45159CB00002BA/518